ISBN 978-3-662-28050-8   ISBN 978-3-662-29558-8 (eBook)
DOI 10.1007/978-3-662-29558-8

Sonderdruck aus
„Zeitschrift für Kinderheilkunde", 63. Bd., 3. Heft, 1942

Springer-Verlag, Berlin W 9

(Aus den Kinderkliniken der Deutschen Karls-Universität Prag.
Kommiss. Leiter: Prof. Dr. *Bennholdt-Thomsen*).

Über Wachstum und Entwicklungsstand volksdeutscher Kinder des Warthegaues und Vergleichsuntersuchungen an ihrer Heimatbevölkerung des Altreichs.

(Beitrag zum Accelerationsproblem.)

Von

E. Mirow.

Mit 13 Textabbildungen.

(Eingegangen am 4. Mai 1942.)

Die Untersuchungen, die bezüglich der Acceleration bisher durchgeführt worden sind, befaßten sich mit Kindern und Jugendlichen des Altreichs. Diese waren in irgendeiner Weise alle — ob *Land-* oder *Stadtkinder* — den die Acceleration auslösenden Momenten, vor allem der *Verstädterung* ausgesetzt und in ihrer Entwicklung durch sie beeinflußt. Es fehlen zur Beweisführung der Ursachen Untersuchungen in einem Gebiet, in das diese Momente noch nicht nennenswert vorgedrungen sind, das noch ziemlich frei vom „Urbanisierungstrauma" ist.

Aus den Ergebnissen der erbbiologischen Untersuchungen in der Schwabenkolonie Königsbach Kreis Litzmannstadt, die 1940 von *Deyerberg* im Rahmen des medizinischen Facheinsatzes-Ost durchgeführt wurden, ersahen wir ein *Zurückstehen der Jungen in Größe* und Gewicht gegenüber dem Altreichsdurchschnitt. Das gab den Anlaß zu unseren Untersuchungen (August und September 1941) an den Königsbacher Kindern. Die mit den Königsbachern versippten benachbarten Kolonien Groembach und Grünberg konnten wir mit einbeziehen.

Die *Auswanderungsorte der Königsbacher Schwaben* sind zum Teil bekannt: sie stammen u. a. aus dem Baden-Durlacher Gebiet, dem Kraichgau und einzelnen Ortschaften im Elsaß und in Lothringen (s. Skizze).

Es sind dort noch die Königsbacher Familiennamen anzutreffen, z. B. Felker, Egler, Rauh, Rommetsch, Schenzel u. a. Wir führten in dreien der Orte: Knittlingen bei Maulbronn, Königsbach in Baden und Domfessel im Elsaß die gleichen Untersuchungen an den Nachkommen der damals Daheimgebliebenen durch (Dez. 1941).

Dadurch ist im *Altreich* ein Vergleichsmaterial gewonnen, das rassisch und konstitutionell dem der *Schwabenkolonie Königsbach* entspricht, sich aber durch ein Jahrhundert Weiterentwicklung in verschiedener Umwelt von ihm unterscheidet.

302 E. Mirow:

Die Kolonie Königsbach wurde 1803 durch die Preußische Kriegs- und Domänenkammer (Kalisch), die ihre Kommissare in Schwaben, Baden und Elsaß werben ließ, gegründet. Der Name wird auf die ersten aus Königsbach in Baden stammenden Kolonisten zurückgeführt. Das schwäbische Element setzte sich durch in Sprache

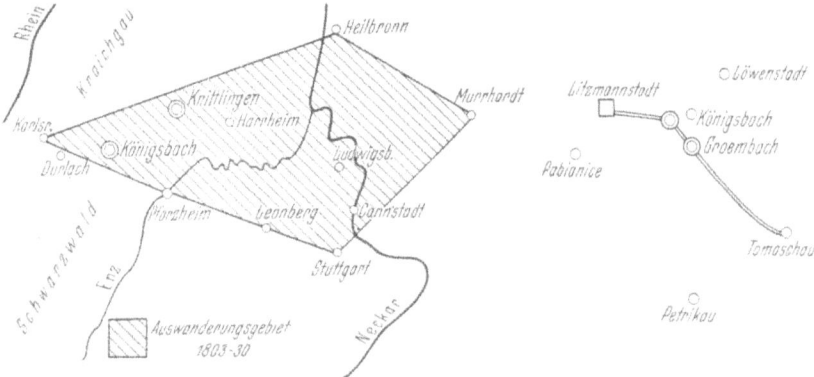

und Volkstum und hat sich bis in die Jetztzeit rein erhalten. Wie oft in den deutschen Enklaven ist durch Ineinanderheiraten der Familien das ganze Dorf miteinander versippt (s. Sippentafeln). Vermischungen mit den benachbarten Polen kamen kaum vor! Die Siedlung ist ein 5 km langes Straßendorf, geteilt in Oberkolonie und Unterkolonie. Im Weltkrieg 1914 wurde bei der Durchbruchsschlacht des General Litzmann die Unterkolonie von den Russen verbrannt. Die jetzigen Holzhäuser stellen eigentlich nur Notwohnungen dar, konnten aber in der Polenzeit nicht durch Massivbauten ersetzt werden. Die Inneneinrichtung ist denkbar einfach, zumeist sauber. Die einzelnen Wirtschaften sind durch ständige Teilungen zu Zwergbesitzungen von 2—6 Hektar verkleinert, von deren Ertrag sich die Familien knapp ernähren können. *Anbau* von Kartoffeln, Roggen, etwas Weizen und Hafer. Das *Leben* spielt sich in tiefster Dörflichkeit ab, das Dreschen geschieht mit dem Dreschflegel; elektrisches Licht fehlt; Wasser wird aus dem Dorfbrunnen geschöpft. Der Hauptteil der 140 Familien sind Bauern (700 Einwohner). Der Rest Arbeiter, Handwerker, die ebenfalls Land besitzen, zwei Lehrer, zwei Kaufläden, eine Gastwirtschaft.

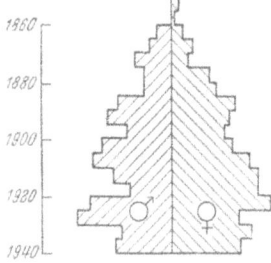

Abb. 1. Bevölkerungsaufbau der Schwabenkolonie Königsbach Krs. Litzmannstadt. Ausfall in den Weltkriegsjahrgängen (Männerseite) und rapider Rückgang der Kinderzahl seit 1925.

Die Kinder werden früh zur Arbeit herangezogen: Kühe hüten, Kartoffeln auflesen, auf kleinere Kinder aufpassen und anderes mehr. Der *Bevölkerungsaufbau* Abb. 1 zeigt neben den Lücken bei den Männern der Weltkriegsjahrgänge seit 1925 einen erschreckenden Rückgang, der sich auch in dem *Absinken der Kinderzahl* von durchschnittlich 6 auf weniger als 3 kundtut. Dazu kommt die abnorm große *Säuglings- und Kleinkindersterblichkeit* bis zu 30%. Die Ursache ist in der zunehmenden wirtschaftlichen sowie politischen Schwierigkeit der Polenzeit zu suchen. Vermehrte Abtreibung. *Seit 1939 können wir eine erfreuliche Geburtenzunahme feststellen.*

Untersuchungsmethoden und Material.

Die Untersuchungen der Königsbacher und Groembacher führten wir mit Hilfe der HJ.-Organisationen, der Schulen und des Kindergartens durch. Eine besondere Auslese wurde bei der Materialzusammenstellung nicht gehandhabt. Neben der gesundheitlichen Untersuchung wurden die von uns zusammengestellten Bögen ausgefüllt, die folgende für das Thema wichtige Daten enthielten:

1. *Größe, Gewicht, Brustumfang.* Die Säuglingsgewichte erhielten wir von der NSV.-Mütterberatung.
2. *Reifestufen nach Zeller* für die 10—18jährigen. Bei den Mädchen wurde möglichst genau der *Menarcheeintritt* ermittelt.
3. *Entwicklungsdaten im Säuglings- und Kleinkindesalter.* Um letztere zu bekommen, besuchten wir die einzelnen Familien. Gleichzeitig erfragten wir *Menarche- und Klimakteriumseintritt* der Frauen, Säuglingsernährung und allgemeine Ernährung. Die Erwachsenen wurden aufgefordert, an festgesetzten Zeiten zum Wiegen und Größemessen zu kommen. Die untersuchten Kinder haben wir teilweise photographiert.

Auswertung.

Wir werteten die gewonnenen Maße (Größe, Gewicht, Brustumfang) aus, indem wir das *Beobachtungsgut in Halbjahresgruppen* unterteilten, jeweils das arithmetische Mittel berechneten und dieses in Beziehung zum Lebensalter im Kurvenbild darstellten. Durch die Kleinheit der Gruppen ergaben sich Unregelmäßigkeiten im Kurvenanstieg, deshalb zeichneten wir die Einzelfälle als Streuung mit ein. Als Vergleichskurve — für die heutige Zeit gibt es durch die Acceleration bedingt keine Normalkurve — wählten wir die Maße nach *Schlesinger* aus dem *Lust-Pfaundler* 12. Aufl. 1940. Von mathematischer Unterbauung wurde abgesehen.

Untersuchungsergebnisse Warthegau.

Die Abb. 2 zeigt die Wachstumskurven der Jungen aus dem Warthegau im Vergleich zu den Altreichsschwaben in Gewicht (I), Größe (II) und Brustumfang (III) mit den Streuungen der Königsbacher. Von der Altreichskurve sehen wir vorläufig ab. Es zeigt sich: bis auf wenige Ausnahmen, die durch das kleine Material bedingt sind, *liegen alle drei Königsbacher* (Warthegau) *Kurven unter der Vergleichskurve*, und zwar bei der Gewichts- und Größenkurve *durchschnittlich um einen Jahreszuwachs*. Zahlenmäßig liegen die Differenzen bei den 2—11,6 jährigen in 4 kg Gewicht und 6 cm Größe. Die Brustumfangskurve liegt mehr im Bereich der Vergleichskurve. Das entspricht dem verhältnismäßig breiten Bau (eurysom) der Kinder, den wir auch aus den Bildern sehen.

Das *vermehrte Pubertätswachstum* setzt erst zwischen 13 und 14 Jahren ein (Altreich 12—13 Jahren) und ist in *seiner Dauer verlängert*. Die

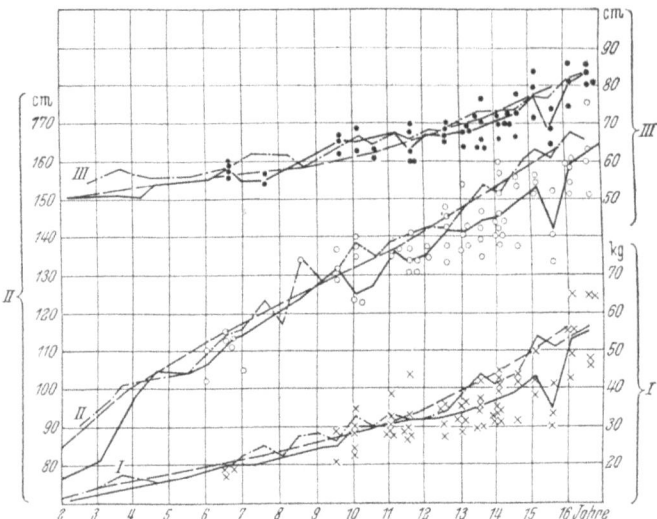

Abb. 2. Wachstumskurven (Gewicht I; Größe II; Brustumfang III) der Königsbacher Jungen (Warthegau) (———) und der Jungen des Altreichs (Knittlingen) (—·—·—) im Vergleich. Normalkurve (— — —). Streuung der Königsbacher (× ○ ●). Zurückstehen der Königsbacher in allen drei Kurven um einen Jahresbetrag.

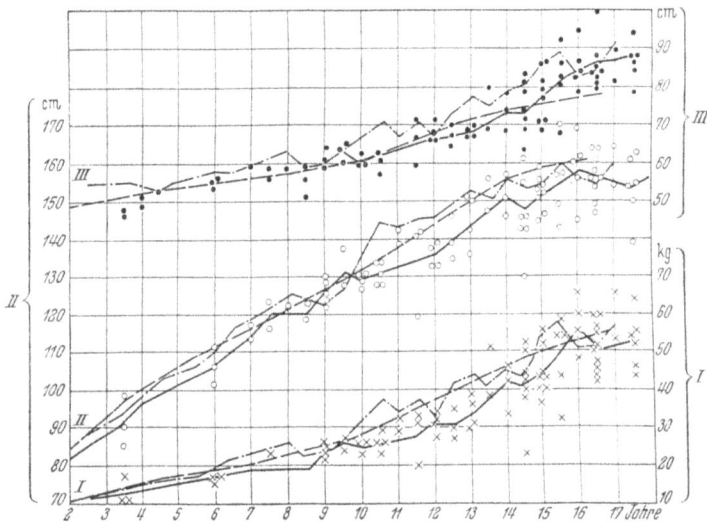

Abb. 3. Wachstumskurven der Königsbacher Mädchen und der Mädchen der schwäbischen Heimatbevölkerung (s. Abb. 2).

Durchschnittsgröße der Königsbacher Männer von 165 cm scheint von der jetzigen Generation übertroffen zu werden.

Abb. 3 zeigt ähnliche *Verhältnisse bei den Mädchen.* Größe und Gewicht liegen *unter der Vergleichskurve.* Bis zum 10. Lebensjahr beträgt die Differenz im Gewicht 2,5 kg, in der Größe 4 cm. Vom 11. Lebensjahr ab: 6 kg im Gewicht und 6 cm in der Größe.

Das *Pubertätswachstum* beginnt bei den Mädchen ebenfalls um ein Jahr später als im Reich: 12jährig statt 11jährig. Die Endgröße wird mit dem 17. Lebensjahr erreicht, dürfte aber auch den Durchschnitt der Frauen von 152 cm übertreffen.

Schon die jetzt 15,6—18jährigen sind im Mittel 156 cm groß. Die *Zunahme der Brustumfangskurve* zeigt wie bei den Jungen den breiten Bautyp der Mädchen.

Auch aus der *Gewichtskurve der Säuglinge* (Abb. 4) ersehen wir einen gleichmäßigen Stand unterhalb der Vergleichskurve, obwohl es sich im ganzen um durchaus eutrophe Kinder handelte.

Von den *Geburtsmaßen* mußte leider abgesehen werden, da sie früher nicht gemessen wurden.

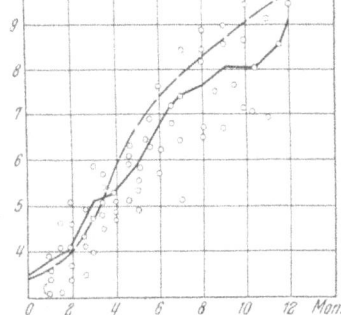

Abb. 4. Gewichtskurve der Königsbacher Säuglinge (———). Vergleichskurve (— — —). Streuung (O). Gleichmäßiger Stand unter der Vergleichskurve.

Bei der Frage nach den *Entwicklungsdaten* gingen wir von der Überlegung aus, daß analog dem verzögerten Start des Gewichtsanstiegs auch die zeitliche Aufeinanderfolge der Entwicklung verlangsamt eintreten würde. Die befragten Mütter konnten allerdings nur ungefähre, zum Teil recht willkürliche Daten angeben.

Es ergab sich folgendes: Eine Stilldauer von durchschnittlich 11 Monaten, das Erlernen des Sitzens mit 7 Monaten, das Erlernen des Stehens mit 8,6 Monaten, das Erlernen des Laufens mit 11—12 Monaten, sie beginnen mit Sprechen im 11. Monat.

Die *erste Dentition* erfolgt im Durchschnitt im Alter von 6,6 Monaten, die *zweite* mit 7,7 Jahren. Es sind Daten, die zum Teil denen des Reichsgebietes entsprechen. Die Dentition tritt im Altreich besonders in der Großstadt allerdings früher ein (vgl. *Sattler*).

Wegen ihrer Ungenauigkeit werden wir auf die Entwicklungsdaten nicht weiter Bezug nehmen.

Einige Worte über die *Säuglingsernährung und -pflege:* In früheren Jahren wurden die Kinder gestillt, bis der nächste Säugling sie ablöste (bis zu 2 Jahren und länger). Später nahm man sie entweder ohne Übergang an den Allgemeintisch, oder kochte ihnen Semmel- bzw. Grießbrei. Bei Stillschwierigkeiten gab man Drittel- oder Halbmilch mit einer Einbrenne. Gemüse ist noch jetzt kaum bekannt. Der Säugling lag festgewickelt unter Kissenbergen in der mit Wasserdampf gesättigten Küche. Die Mütterberatung der NSV, die seit 2 Jahren alle 4 Wochen Sprechstunde abhält, hat schon vieles in Pflege, Ernährung, sowie Rachitis- und TBC-Prophylaxe gebessert. Jedoch wissen es die Großmütter noch immer besser.

Bei der *Beurteilung des Entwicklungsstandes* nach der *Zellerschen Methode* haben wir wegen der Kleinheit des Materials von einer Umrechnung in Prozent abgesehen und geben in der beistehenden Tabelle die absoluten Zahlen wieder (Tabelle 1).

Tabelle 1. **Entwicklungsstand der Kinder des Warthegaues (Königsbach) in absoluten Zahlen.**
Später Eintritt und verhältnismäßig lange Dauer der Pubertät. Reifestufe 0; Pubertätsstufe —1; Kindliche Stufe —2; Menarche s. Abb. 7.

Jungen.

Alter in Jahren	Penis, Scrotum			Mamille			Pubes-behaarung			Axillar-behaarung			Bart			Kehlkopf-stimme		
	0	—1	—2	0	—1	—2	0	—1	—2	0	—1	—2	0	—1	—2	0	—1	—2
9,11—10,11	—	—	6	—	—	6	—	—	6	—	—	6	—	—	6	—	—	6
11 —11,11	—	1	10	—	—	11	—	—	11	—	—	11	—	—	11	—	—	11
12 —12,11	—	2	4	—	1	5	—	2	4	—	—	6	—	1	5	—	—	6
13 —13,11	—	4	7	—	1	10	—	1	9	—	—	11	—	—	1	—	3	8
14 —14,11	1	9	3	—	8	5	1	8	4	—	5	8	—	6	7	1	8	4
15 —15,11	4	3	—	2	5	—	3	3	1	2	4	1	2	4	1	2	4	1
16 —16,11	7	1	—	6	2	—	7	1	—	5	2	1	5	3	—	6	2	—

Mädchen.

Alter in Jahren	Mamille			Pubes-behaarung			Axillar-behaarung			Übriger Körper			Hüftrundung		
	0	—1	—2	0	—1	—2	0	—1	—2	0	—1	—2	0	—1	—2
9,11—10,11	—	—	8	—	—	8	—	—	8	—	—	8	—	—	8
11 —11,11	—	5	1	—	2	4	—	1	5	—	1	5	—	—	6
12 —12 11	—	3	4	—	3	4	—	—	7	—	2	5	—	3	4
13 —13,11	1	4	—	1	3	1	1	1	3	—	3	2	1	3	1
14 —14,11	5	6	—	5	6	—	4	5	2	2	9	—	4	6	1
15 —15,11	9	2	—	9	1	1	4	5	2	7	3	1	7	3	1
16 —16,11	13	—	—	13	—	—	12	1	—	13	—	—	13	—	—

Wir sehen, daß *bei den Jungen* bis auf einige Ausnahmen die Pubertätsentwicklung zwischen dem 13. und 14. Lebensjahr einsetzt; Veränderungen an Penis und Skrotum vereinzelt schon mit 11 und 12 Jahren. Im 16. Lebensjahr befinden sich die Jungen zum überwiegenden Teil noch in der Übergangsform.

Bei den Mädchen finden wir die ersten Übergangsformen bei sonst noch kindlich-harmonischem Eindruck mit 11 Jahren (Mamma). Von den 16jährigen sind die meisten im Reifestadium angelangt. Einige Frühentwickelte sind neben Spät- und Rechtzeitigentwickelten zu beobachten.

Bei den Mädchen haben wir im *Beginn der Menarche* ein sicheres Kriterium des Entwicklungsstandes. Die Verteilung des Menarcheeintritts sehen wir in Abb. 5, und zwar von den jetzt lebenden Frauen in drei

Jahresgruppen gesondert. Die Mittelwerte für die Jahrgänge 1870—1900 sind 15,1 Jahre, für die Jahrgänge 1900—1920: 14,10 Jahre, für die Jahrgänge 1920 bis jetzt: 14,6 Jahre.

Aus diesen Mittelwerten ist eine *mäßige Vorverlegung der Menarche* zu sehen, die zeigt, daß trotz der gleichbleibenden dörflichen Umgebung innerhalb der Bevölkerung der Schwabenkolonie *eine gewisse Acceleration* stattgefunden hat. Die Ursache ist später zu besprechen. Ob der Menarchevorverlegung auch ein früherer Klimakteriumseintritt folgen wird, muß die Zukunft zeigen. Die Abb. 6 bringt die *prozentuale Verteilung des Klimakteriums* der Jahrgänge 1870—1900. Der Mittelwert von 47 Jahren liegt erstaunlich spät.

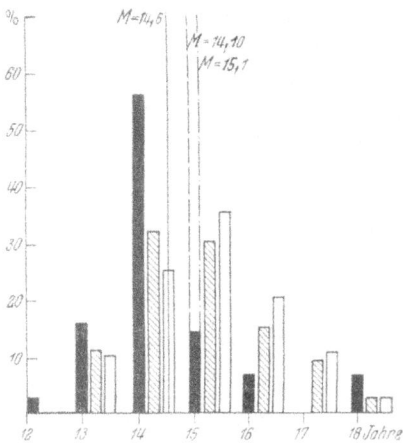

Abb. 5. Beginn der Menarche bei drei Königsbacher Frauengenerationen. Schwarze Säulen: Jahrgang 1920 bis jetzt; Mittelwert: 14,6 Jahre. Gestrichelte Säulen: Jahrgang 1900—1920; Mittelwert: 14,10 Jahre. Leere Säulen: Jahrgang 1870—1900; Mittelwert 15,1 Jahre. Vorverlegung der Menarche seit 1870 in rein dörflicher Umwelt.

Untersuchungsergebnisse Altreich.

Die beiden zum Vergleich herangezogenen Herkunftsorte des Altreichs Knittlingen und Königsbach i. Ba., sind ländliche Kleinstädte, deren Einwohner zwar neben Handwerk und Fabrikarbeit Land zu Eigen haben (Landwirtschaft und Weinbau), im ganzen aber mehr als Städter zu werten sind. Domfessel i. Els. ist ein Bauerndorf mit geringem städtischen Einfluß.

Die Untersuchung beschränkte sich dieses Mal auf die Messungen, die Feststellung der Entwicklungsstufe mit genauer Menarchestatistik und die photographische Erfassung.

Das *Beobachtungsgut* beläuft sich auf 137 Jungen und 143 Mädchen im Alter von 6—16 Jahren, dazu 12 Jungen und 20 Mädchen aus dem Kindergarten (2—5jährig). Die Auswertung geschah in der gleichen Weise wie bei den im Osten gewonnenen Ergebnissen.

Schon eindrucksgemäß, den Interessen, Gesprächen und Verhalten nach zu urteilen, konnten wir ein „Voraussein" der reichsdeutschen Kinder gegenüber denen des Ostens feststellen. Durch Rücksprache mit den Lehrern und durch Schulbesuche erhärteten wir den Eindruck.

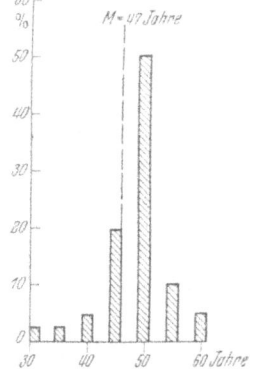

Abb. 6. Eintritt des Klimakteriums bei den Königsbacher Frauen der Jahrgänge 1870 bis 1900. Später Mittelwert von 47 Jahren.

Man muß jedoch die Schulverhältnisse in der Polenzeit für den Osten in Rechnung setzen.

Wir sehen aus den *Wachstumskurven* in Abb. 2 und 3 sowohl der Jungen als auch der Mädchen, daß es sich bei den südwestdeutschen Kindern um solche handelt, *die eher über der als Norm gewählten Kurve stehen als in ihrem Bereich*. Das bedeutet, daß auch das *Pubertätswachstum frühzeitiger* beginnt: Bei den Jungen mit 12—13 Jahren, bei den Mädchen zwischen 10 und 11 Jahren.

Die gleiche Startvorverlegung gegenüber dem Osten geht aus der *Statistik über die Reifungsstufen* hervor:

Tabelle 2. Entwicklungsstand der Jungen und Mädchen des Altreichs in absoluten Zahlen.

Früher Beginn und kürzere Dauer der Pubertät im Westen (s. Tabelle 1).

Jungen.

Alter in Jahren	Penis, Scrotum			Mamille			Pubesbehaarung			Axillarbehaarung			Kehlkopfstimme			Virilität		
	0	−1	−2	0	−1	−2	0	−1	−2	0	−1	−2	0	−1	−2	0	−1	−2
9,11—10,11	—	—	3	13	—	—	2	14	—	—	1	15	—	—	16	—	—	16	—	—	16
11 —11,11	—	—	7	14	—	—	2	19	—	—	3	18	—	—	21	—	—	21	—	—	21
12 —12,11	—	1	10	14	—	3	7	15	—	1	7	17	—	—	3	22	—	—	25	—	1	24
13 —13,11	2	9	9	2	2	12	7	1	2	2	13	5	—	—	7	15	1	14	7	1	13	9
14 —14,11	3	12	10	—	9	11	5	—	5	8	12	—	4	3	9	9	6	17	2	4	17	5
15 —15,11	7	2	—	—	8	1	—	—	8	1	—	—	3	4	1	1	5	4	—	8	1	—
16 —16,11																						

Mädchen.

Alter in Jahren	Mamille			Pubesbehaarung			Axillarbehaarung			Übriger Körper			Hüftrundung		
	0	−1	−2	0	−1	−2	0	−1	−2	0	−1	−2	0	−1	−2
9,11—10,11	—	—	5	3	—	—	3	5	—	—	2	6	—	1	7	—	2	6
11 —11,11	—	10	19	3	—	7	14	11	—	—	4	28	—	6	26	—	14	18
12 —12,11	—	5	6	4	—	3	8	4	—	—	4	11	—	7	8	—	9	6
13 —13,11	3	15	4	1	3	11	9	1	—	1	14	9	3	18	3	4	18	2
14 —14,11	7	11	1	—	8	7	4	—	4	7	7	1	5	14	1	11	8	1
15 —15,11	3	4	—	—	3	3	1	—	1	4	1	1	2	5	—	5	2	—
16 —16,11	10	1	—	—	9	2	—	—	8	2	1	—	8	3	—	10	1	—

Die 12jährigen Jungen stehen in größerem Prozentsatz als die des Warthegaues in der Übergangsform (—1). Bei den 10—11jährigen ist nur ein geringer Unterschied gegenüber den östlichen 10—11jährigen festzustellen. Während dort die 16jährigen noch in der Pubertätsentwicklung stehen, sind im Altreich schon die 15jährigen der reifen Form (0) genähert. Die südwestdeutschen Mädchen sehen wir schon im 11. Lebensjahr in der Übergangsform (—1), die 11jährigen selbst stehen schon zu 90% darin (Mamma). Die reife Form (0) wird ebenfalls eher erreicht. Noch deutlicher wird der Entwicklungsvorsprung durch den *Vergleich des Menarcheeintritts* in Abb. 7. Das Mittel liegt bei den Mädchen des Altreichs bei 13,4 Jahren (Osten: 14,6 Jahren).

Vergleich des Entwicklungsstandes im Warthegau und im Altreich.
Eine *Übersicht über die Verteilung* der Entwicklungswege geben die Tabellen 3 und 4, in denen die Jungen und Mädchen nach ihrem jeweiligen Entwicklungsstand eingeteilt werden in *früh-, rechtzeitig- und spätreife Jugendliche*.

Für die Normierung der rechtzeitigen Reifung beriefen wir uns auf die von *Kreilmayer* und *Schmidt-Voigt* im Anschluß an *Zeller* kürzlich dargestellten Entwicklungstypen.

Als Normalentwicklung für *Jungen* wählten wir:
Bei 13jährigen Penis und Scrotum —2; Mamma —2; Axillarbehaarung —3; übriger Körper —2; Kehlkopfstimme —2; Virilität —2; Pubesbehaarung —2.
Bei 14jährigen Penis und Scrotum —1; Mamma —1; Pubesbehaarung —1; übriger Körper —2; Axillarbehaarung —2; Kehlkopfstimme —1; Virilität —1.
Bei 15jährigen Penis und Scrotum 0; Mamma 0; Pubes —1; Axillarbehaarung —1; übriger Körper —1; Kehlkopfstimme 0; Virilität —1.
Bei 16jährigen Reifestufe 0.

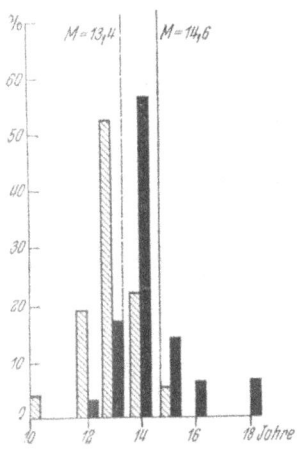

Abb. 7. Vergleich der Menarche der jetzigen Mädchengeneration im Warthegau (schwarze Säulen) und im Altreich (gestrichelte Säulen). Früherer Eintritt der Menarche (13,4 Jahre) im Altreich gegenüber dem der Warthegauschwaben (14,6 Jahre).

Als Normalentwicklung für *Mädchen* wählten wir:
Bei 11jährigen Mamma —2; Pubes —2; Axillarbehaarung —3; übriger Körper —2; Hüftrundung —2; Menarche —.
Bei 12jährigen Mamma —1; (—2); Pubesbehaarung —2 (—1); Axillarbehaarung —2; übriger Körper —2; Hüftrundung —2 (—1); Menarche —.
Bei 13jährigen Mamma —1; Pubesbehaarung —1; Axillarbehaarung —2; übriger Körper —2 (—1); Hüftrundung —1; Menarche 13,9.
Bei 14jährigen Mamma 0; Pubesbehaarung —1; Axillarbehaarung —2 (—1); übriger Körper —1; Hüftrundung —1; Menarche 13,9.
Bei 15jährigen Mamma 0; Pubesbehaarung 0; Axillarbehaarung —1 (0); übriger Körper 0; Hüftrundung 0; Menarche 13,9.

Außerdem wurde das Somatogramm (nach *v. Pfaundler*) zur Beurteilung der Wachstumsverhältnisse herangezogen.

Bei den Jungen im *Osten* fanden wir *5,8% Frühentwickelte, in rechtzeitiger* Reifung standen 51,9%, *spätentwickelt* waren *42,3%*. Bei den *Altreichsschwaben 25% Frühreife, 63% Rechtzeitigentwickelte* und nur *12% Spätentwickelte*.

Bei den Mädchen war das Verhältnis folgendermaßen: Im Osten *8,3% Früh-, 50% Rechtzeitig-* und *41,7% Spätentwickelte*. Im Westen *28%*

Tabelle 3 und 4. Verteilung der früh-, rechtzeitig- und spätentwickelten Jugendlichen gleichen Stammes im Warthegau und im Altreich. Verschiebung des Zahlenverhältnisses zugunsten der Accelerierten im Altreich.

Tabelle 3. Jungen.

Alter in Jahren	Frühzeitigentwickelte		Rechtzeitigentwickelte		Spätentwickelte	
	Schwaben*jungen* aus dem					
	Warthegau	Altreich	Warthegau	Altreich	Warthegau	Altreich
10	—	3	4	12	1	—
11	—	5	8	10	3	2
12	1	6	4	13	1	4
13	—	4	3	16	9	1
14	2	8	3	10	5	7
15	—	3	5	6	3	—
In %	3 / 5,8	30 / 25	27 / 51	75 / 63	22 / 42,3	14 / 12

Tabelle 4. Mädchen.

Alter in Jahren	Frühzeitigentwickelte		Rechtzeitigentwickelte		Spätentwickelte	
	Schwaben*mädchen* aus dem					
	Warthegau	Altreich	Warthegau	Altreich	Warthegau	Altreich
10	—	3	5	5	3	—
11	—	12	3	15	2	5
12	—	2	2	7	5	6
13	1	7	2	10	2	6
14	2	7	3	8	6	4
15	1	1	9	5	2	2
16	—	1	—	8	—	2
In %	4 / 8,3	33 / 28	24 / 50	58 / 50	20 / 41,7	25 / 22

Früh-, 50% Rechtzeitig- und 22% Spätentwicklungen. Sämtliche Entwicklungen liegen im physiologischen Bereich.

Der Osten weist im Vergleich zum Westen einen 2—3mal größeren Anteil der Spätentwickelten auf, jedoch gibt es auch hier Frühentwicklungen. Diese betragen im Altreich zahlenmäßig das 3—4fache der östlichen Accelerierten. Der Anteil der rechtzeitig entwickelten Jugendlichen ist im Osten und Westen jeweils gleichzusetzen.

Variationstypen der Pubertät.

Bei den *Frühentwicklungen* sowie auch bei den *Spätentwicklungen* können wir *verschiedene Variationsmöglichkeiten* der bei der Pubertät beteiligten Komponenten (Größenwachstum und geschlechtliche Entwicklung) unterscheiden.

Wir bringen an Hand einiger Bilder unserer *Warthegau-* und *Württembergkinder* Beispiele für die *Variationstypen der Accelerierten und der*

Spätentwickelten. Es wurden nur *körperliche Merkmale* berücksichtigt, die Entwicklung der Psyche wurde nicht mit einbezogen.

In den meisten Fällen geht das *Größenwachstum* mit der *Geschlechtsreifung* parallel. Bei den Accelerierten in Abb. 8a, b, c sehen wir ein gleichmäßiges Vorauseilen, bei den Spätentwickelten in Abb. 8d, e, f ein gleichmäßiges Zurückstehen beider Entwicklungskomponenten. In einem Teil

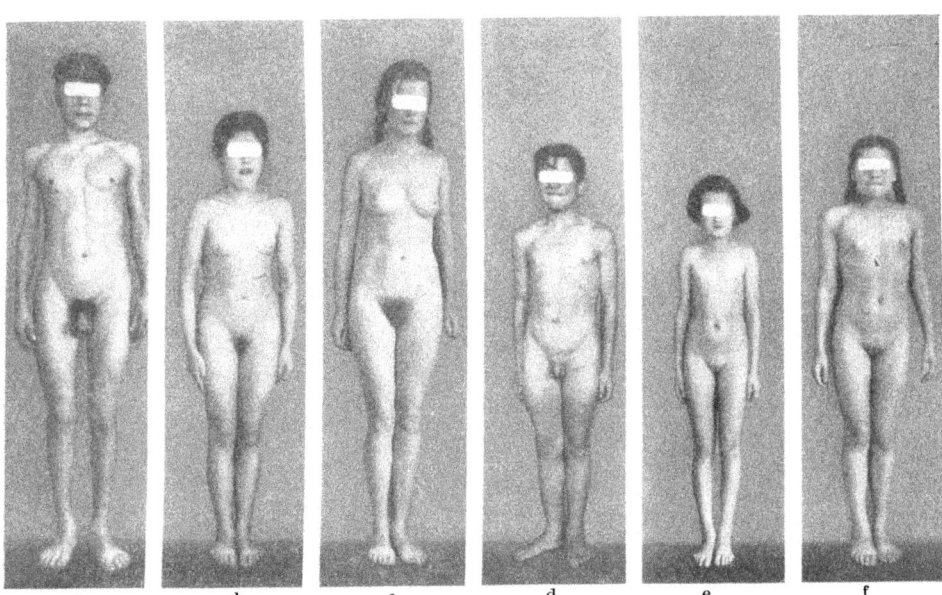

a b c d e f

Abb. 8. Beispiele für Parallelität im Größenwachstum und Sexualentwicklung. a Alter 13,5. Länge 168, Gewicht 57,5, Penis und Scrotum 0, Mamma 0, Pubesbehaarung —1, Axillarbehaarung —1, Bart, übriger Körper, Kehlkopfstimme 0. b Alter 11,5, Länge 150, Gewicht 43,5, Mamma —1, Pubesbehaarung —1, Axillarbehaarung —1, Hüftrundung 0. Menarche 11,4 Jahre. c Alter 14,11, Länge 166, Gewicht 51,9, Mamma 0, Pubesbehaarung 0. Axillarbehaarung, übriger Körper, Hüftrundung 0, Menarche 12,3 Jahre. d Alter 14,3, Länge 144, Gewicht 40,7, Penis und Scrotum —1, Mamma —1. Pubesbehaarung —1. Axillarbehaarung —2; Bart, übriger Körper, Kehlkopfstimme —1. e Alter 11,8, Länge 128, Gewicht 22,6, alle Symptome kindlich, Menarche —. f Alter 13,1, Länge 140, Gewicht 37,4, Mamma —1, Pubesbehaarung —2, Axillarbeharrung —3, übriger Körper —3. Hüftrundung —1.

der Untersuchten differieren jedoch *Längenwachstum* einerseits und *Sexualentwicklung* andererseits. Die Abb. 9 bringt Kinder, die in ihrer geschlechtlichen Entwicklung wenig von der als „Norm" angenommenen Stufe abweichen; Abb. 9a und b nach der frühreifen, Abb. 9c und d nach der spätreifen Stufe hin. Dagegen sind sie in ihrem *Größenwachstum* ihrem Alter weit voraus.

Umgekehrt gibt die Abb. 10 Beispiele für *zu kleinen Längenwuchs*; dabei in allen Fällen *deutliche Frühreife* der Geschlechtsmerkmale. Bemerkenswert ist, daß in Abb. 10a bei einem Alter von 14,6 Jahren noch keine Menarche zu verzeichnen ist trotz der sonstigen körperlichen Acceleration.

Damit kommen wir zu einem anderen Variationsmodus der Pubertät: Es können Differenzen zwischen den einzelnen Reifungsstufen der Geschlechtsmerkmale auftreten *(disharmonische Reifung* nach *Zeller)*. Die beiden Mädchen der Abb. 11a und b haben beide eine sehr frühe Menarche

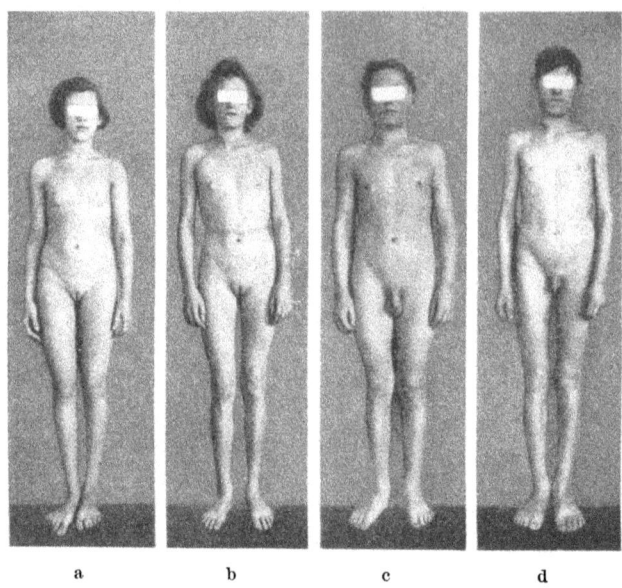

a b c d

Abb. 9. Beispiele für vermehrtes Größenwachstum bei dem Alter entsprechender Sexualentwicklung. a Alter 11,5, Länge 150, Gewicht 39, Mamma —1, Pubesbehaarung —2, Axillarbehaarung —3, übriger Körper —3, Hüftrundung —1, Menarche —. b Alter 13,0, Länge 155,5, Gewicht 40, Mamma —2, Pubesbehaarung —2, Axillarbehaarung —3, Hüftrundung —1, Menarche —. c Alter 13,4, Länge 154,5, Gewicht 50, Penis und Scrotum —1, Mamma —1, Puberbehaarung —2; Axillarbehaarung —2, übriger Körper —2, Kehlkopfstimme —2, Virilität —1. d Alter 14,0, Länge 156,2, Gewicht 37,4, Penis und Scrotum —3, Mamma —1, Pubesbehaarung —2, Axillarbehaarung —3, übriger Körper —2, Kehlkopf —1, Stimme —2, Virilität —1.

und reife Hüftrundung. Dem gegenüber stehen die Größe und übrige Entwicklung zurück, bzw. im Normalbereich. Ein entsprechendes Beispiel bei den Jungen gibt die Abb. 11c. Genitale und Pubesbehaarung sind schon in der vormaturen Stufe angelangt, die sonstigen Merkmale sind dem Alter von 12,1 Jahren entsprechend durchaus kindlich.

Das 11jährige Mädchen in Abb. 11d zeigt das Stadium der Pubertät, in dem es zu dem größten Extremitätenwachstum gekommen ist. Gegenüber den sonstigen normalen Entwicklungsstufen ist die Mamma acceleriert.

Die Abb. 11e bringt ein 14,9jähriges Mädchen mit vollentwickelter Mamma und sonstiger Spätreifung (keine Menarche, Pubes —2).

Wir sehen die Vielfältigkeit der Entwicklungsvariationen, die der Pubertät gegeben ist, zur endgültigen Maturität zu gelangen. Die *Ursachen* dieser verschiedenen Typen sind im einzelnen *noch nicht* festzustellen. Sicher gibt das Wechselspiel der Hypophysenvorderlappenhormone einerseits und der Keimdrüsenhormone andererseits den Ausschlag (Vererbung, Konstitution, Umwelt?).

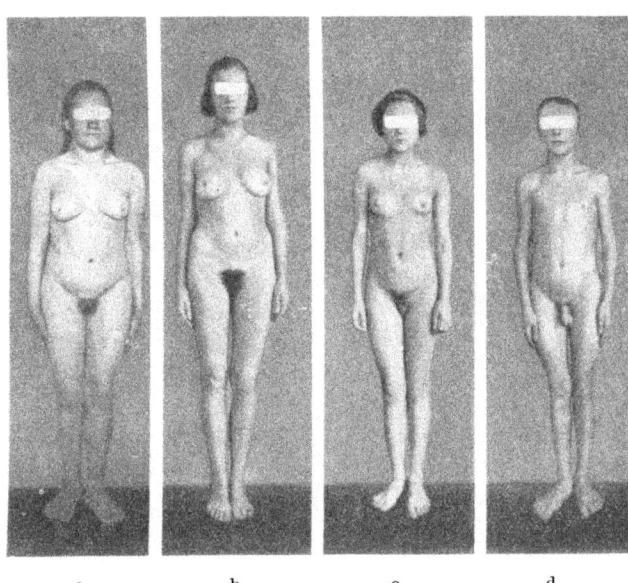

a   b   c   d

Abb. 10. Beispiele für verringertes Größenwachstum bei Frühreife der Geschlechtsmerkmale.
a Alter 14,6, Länge 142, Gewicht 44,5, Mamma 0, Pubesbehaarung 0, Axillarbehaarung —1, übriger Körper —1, Hüftrundung —0, Menarche —. Abb. 10 b. Alter 14,7, Länge 154,5, Gewicht 44,9, Mamma 0, Pubesbehaarung 0, Axillarbehaarung 0, übriger Körper —1, Hüftrundung —1, Menarche 12,11. c Alter 13,5, Länge 140,1, Gewicht 33,4, Mamma —1, Pubesbehaarung —1, Axillarbehaarung —2, übriger Körper —2, Hüftrundung —1, Menarche —. d Alter 13,3, Länge 138,5, Gewicht 32,4, Penis und Scrotum —1, Mamma —1, Pubesbehaarung —1, Axillarbehaarung —1, übriger Körper —2, Kehlkopf —1, Stimme —2, Virilität—1.

In Abb. 12 und 13 sehen wir neben den Charakteristika der Rasse der schwäbischen Warthegaukinder den der Pubertät eigenen Ausdruck, z. B. Vergröberung des Gesichtes (Abb. 12 b, 13 c und e), Schatten unter den Augen (12 d), innere Spannung (12 b, c, d), bei den Mädchen das halbverlegene Lachen.

Zusammenfassung.

Fassen wir das *Ergebnis des Vergleiches der Kinder gleichen Stammes* zwischen ländlichem *Osten* und ländlichem *Westen* zusammen, so finden wir:

1. Die Wachstumskurven der Jungen und Mädchen im ländlichen Osten differieren um etwa einen Jahreszuwachs gegenüber ihren gleichaltrigen westlichen Stammesgenossen (Abb. 2 und 3).

2. *Die Reifungsstufen zeigen die Acceleration der Altreichkinder gegenüber dem Osten* (Tabelle 1 und 2).

3. *Früheren Eintritt der Menarche im Westen: 13,4 im Gegensatz zu 14,6* (Abb. 7).

4. Die Verteilung der früh-, rechtzeitig- und spätentwickelten Kinder zeigt *deutlich eine Verschiebung des Zahlenverhältnisses zugunsten der Accelerierten im Altreich.*

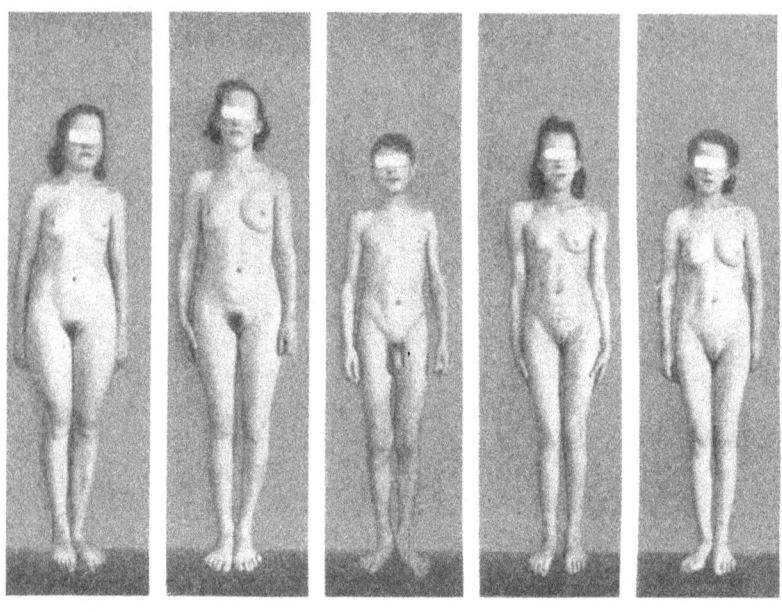

a b c d e

Abb. 11. Beispiele für disharmonische Reifung *(Zeller).* a Alter 14,4, Länge 152, Gewicht 46,9, Mamma —1, Pubesbehaarung —1, Axillarbehaarung —1, übriger Körper —1, Hüftrundung 0, Menarche 12,6. b Alter 14,5, Länge 161, Gewicht 51, Mamma —1, Pubesbehaarung —1, Axillarbehaarung —1, übriger Körper —1, Hüftrundung —1, Menarche 12,9. c Alter 12,1, Länge 144, Gewicht 33,3, Penis und Scrotum —1, Pubesbehaarung —1, Axillarbehaarung —3, übriger Körper —3, Kehlkopfstimme —3, Virilität —1. d Alter 11,10, Länge 151, Gewicht 35,7, Mamma —1, Pubesbehaarung —2, übriger Körper —2, Axillarbehaarung —2, Hüftrundung —1, Menarche —. e Alter 14,9, Länge 145,3, Gewicht 33,5, Mamma 0, Pubesbehaarung —2, Axillarbehaarung —2, übriger Körper —2, Hüftrundung —1, Menarche —.

5. Sehen wir die *vielfältigen Variationen der Pubertät* an Hand einzelner Entwicklungstypen.

Trotz der bewiesenen Spätentwicklung der Kinder im Osten sehen wir aus dem Menarchevergleich dreier Frauengenerationen in Königsbach die Tatsache einer gewissen Acceleration innerhalb der dörflichen Bevölkerung.

Daß damit parallel eine Steigerung im Endergebnis einhergeht, ist aus dem kleinen Material nicht zu verallgemeinern, trifft in den Einzelfällen jedoch zu (Größerwerden der Mädchen als ihre Mütter).

Worin liegt die Ursache dieser Entwicklungsverschiebung?
Die Voraussetzung des Vergleiches war die gleiche Erbmasse beider Volksgruppen: beide sind Schwaben. Es ergibt sich die Frage, ob und inwieweit die verschiedenen Umweltfaktoren (Klima, Ernährung, Verstädterung) die Wachstums- und Entwicklungsdifferenz bedingen können. Das *Klima des Ostens* (Landklima, langer Winter, kurzer Sommer) ist

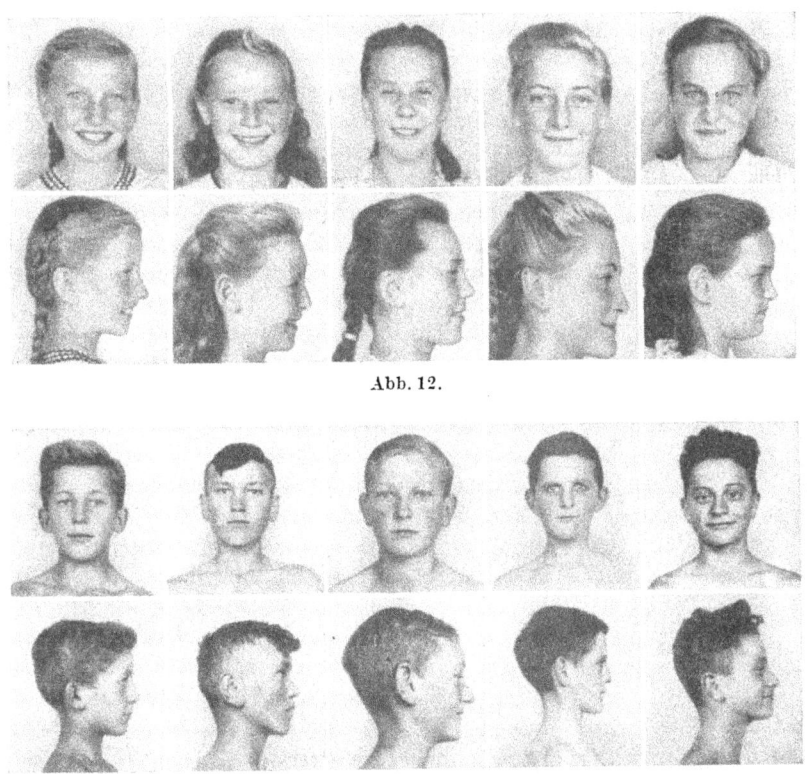

Abb. 12.

Abb. 13.
Abb. 12 und 13. Jungen und Mädchen aus Königsbach (Warthegau) im Pubertätsalter.

zwar von dem unter dem klimatischen Einfluß der oberrheinischen Tiefebene stehenden Südwesten verschieden; jedoch kann erwiesenermaßen ein Klimaunterschied allein keine Acceleration hervorrufen. Die Ultraviolettstrahlung ist in beiden Gegenden wohl gleichzusetzen. Im Warthegau sind die Kinder ihr eher noch mehr ausgesetzt, als im Westen, weil sich das Leben dort vorwiegend außerhalb des Hauses abspielt. Somit ist eine „heliogene Acceleration" *(Koch)* ebenfalls auszuschließen.

Die *Ernährung* ist im Osten seit der Einwanderung unverändert einfach, jedoch einseitig. Es wird das, was die eigene Wirtschaft liefert, verbraucht: Milch, Eier, Butter, viel Kartoffel, Schweinefleisch, selbstgebackenes Weizenbrot, außer Kraut wenig oder kein Gemüse. Keine Genußmittel. Im Westen ist seit 1900 eine Umstellung der allgemein ländlichen Kost auf städtische Ernährung zu bemerken. Auch hier wenig Gemüse.

Die Ernährungsunterschiede sind zu gering, als daß sie Ursache der Entwicklungsdifferenz sein könnten. Ebenso wie durch das Klima wird nicht die Acceleration innerhalb der östlichen Volksgruppe erklärt.

Als wichtige Komponente, die nur für den Westen zutrifft, ist die *wachsende Verstädterung, das Übergreifen der Stadt aufs Land* in Rechnung zu setzen. Die dörflichen Auswanderungsorte von 1803 haben sich während des letzten Jahrhunderts zu Kleinstädten vergrößert. Wohl dürfen wir hier nicht von ,,Urbanisierungstrauma'' *(de Rudder)* und ,,Amerikanismus'' sprechen, aber der Fremdenverkehr im Sommer, die gute Verbindung mit den benachbarten Städten, die Verbreitung des Rundfunks, verbesserte Hygiene — alle diese verstädterenden Einflüsse kommen zwar nicht als ursächliche, sicher jedoch als *auslösende Faktoren* in Betracht. Nicht erklärt wird die Vorverlegung der Menarche als Zeichen der Acceleration innerhalb des östlichen Dorfes (Erklärung s. unten!).

Die *letzte Ursache* ist nicht in Umweltfaktoren, sondern nach *Bennholdt-Thomsen* in *der besonderen Bevölkerungsschichtung der Abwanderer zu suchen.*

Gilt dies für die Abwanderer in die Stadt als bewiesen, so müssen wir es in verstärktem Maße für die Abwanderer in den Osten annehmen. Erfordert doch der Entschluß, dorthin auszuwandern, einen größeren Mut, größere ,,Unruhe'' als nur in die Stadt zu gehen.

Nicht nur einmalig um 1800, sondern in immer wieder neuen Schüben gingen Abwanderungen von dem Gebiet zwischen Schwarzwald und Odenwald aus (nach Amerika, Galizien, Bessarabien, der Batschka u. a.). Wir können daher die dortigen Schwaben als allgemein auswanderungsbereit und -geeignet bezeichnen.

Innerhalb der Bevölkerung bilden die *Auswanderer*, hier die Königsbacher Ansiedler von 1803 die besondere Auslese der ,,Unruhigen'', ,,mit größerer Windstärke ausgestatteten'' *(Hartnacke)*. Noch bis jetzthin kann man sie so bezeichnen. Jede Familie in Königsbach hat Abwanderer aufzuweisen, die in das Altreich, nach Amerika oder weiter östlich nach Bessarabien oder Wolhynien gezogen sind.

Erwiesenermaßen sind die *Auswanderertypen aber als die vegetativ-innersekretorisch Sensibilisierten die Accelerierten einer Bevölkerung (Bennholdt-Thomsen).* Damals im Jahre 1800 hätten also die Königsbacher im Vergleich zu den Zurückgebliebenen einen Entwicklungsvorsprung aufzuweisen gehabt, bedingt allein durch ihre Konstitution. *Durch die Heirat* innerhalb des Dorfes kam es zu einer *Häufung und Verstärkung der endogenen vorhandenen Anlage.* Die Acceleration, die sich hieraus ergibt (vgl. oben), kommt somit ohne Umweltfaktoren zustande und erklärt in unserem Fall die innerhalb der östlichen Bevölkerung auftretende Entwicklungsverschiebung.

Dagegen sehen wir in der Acceleration der Altreichsschwaben die Wirkung der Umweltfaktoren, vor allem der Verstädterung, auf die allgemein sensibilisierten Schwaben, die von anderen Untersuchungen schon bekannt ist.

Königsbach ist als Beispiel für die deutsche östliche Bevölkerung anzusehen. Der im Osten eingesetzte Erzieher und Arzt wird die körperliche und geistige Entwicklungsdifferenz berücksichtigen müssen.

Was haben wir durch die weiter in den Osten vordringenden Reichsverhältnisse und den damit vermehrten Stadteinfluß für die Entwicklung zu erwarten?

Die Acceleration wird nach einem gewissen Zeitraum sich auch hier mehr und mehr zeigen, in Königsbach besonders durch die Nähe der wachsenden Großstadt Litzmannstadt. *Schon jetzt ist der vermehrte Stadteinfluß* zu bemerken: *Unlust* der Jungen und Mädchen zur Landwirtschaft, das Streben in die Stadt als Bürokraft oder kaufmännischer Angestellter, Rundfunk, Kino. Man wird den unberechtigten Auswüchsen der Verstädterung aus biologischen und bevölkerungspolitischen Gründen zuvor kommen müssen, um erstens einer überstürzten Acceleration vorzubeugen und zweitens den Bauernstand in Königsbach zu erhalten.

Literaturangaben.

Bennholdt-Thomsen, C.: Klin. Wschr. **1938** I, 865. — Über normale Entwicklung und Entwicklungsgrenzen des Kindes. In *Hördemann Joppich:* Gesundheitsführung der Jugend. München-Berlin 1939. — Entwicklungsbeschleunigung des Großstadtkindes. In *de Rudder* u. *Linke:* Biologie der Großstadt. Dresden u. Leipzig 1940. — Die somatische Wandlung des Großstadtkindes. In Bevölkerungsbiologie der Großstadt. Stuttgart: Ferdinand Enke 1941. — *Grimm, H.:* Mschr. Kinderheilk. **87**, 249 (1941). — *Kemmerling, C.:* Z. Kinderheilk. **62**, 278 (1941). — *Koßmann, E. O.:* Jb. auslanddtsch. Sippenkde, Stuttgart **1937**. — *Kreilmayer, H.:* Erbarzt **10**, H. I (1942). — *de Rudder:* In *Thiel:* Gegenwartsprobleme der Augenheilkunde. Leipzig: Georg Thieme 1937. — *Sattler:* Z. Kinderheilk. **61**, 591 (1940). — *Schlesinger, E.:* Erg. inn. Med. **28**, 457 (1925). — *Schmidt-Voigt:* Erbarzt **9**, H. 8 (1941). — Z. Kinderheilk. **61**, 548 (1940); **63**, 356 (1942). — *Zeller, W.:* Entwicklungsdiagnose im Jugendalter. Leipzig 1938. — Der Weg zur Reife. Berlin SW: Keilverlag 1939.

Kinderkliniken der Deutschen Karls-Universität Prag.

An siesr Stelle möchte ich Herrn Prof. Dr.
Bennholdt- Thomsen für die Überlassung des Themas
und für seine Hilfe bei der Durchführung der Arbeit
danken. Keiters bin ich dem Deutschen-Auslands-
Institut Stuttgart zu Dank verpflichtet,durch des-
sen Auskunft se möglich wurde, die Herkuftsorte
der Königsbacher festzustellen.

Lebenslauf.

Am 14. II.1918 als Tochter des Pastors Georg
Mirow und seiner Frau Luise geb. Heintze in Stapel
Krs. Lüneburg geboren, besuchte ich die Volksschule
daselbst und in Baddeckenstedt bei Hildesheim. Von
1928- 1937 ging ich auf das Oberlyzeum in Hildesheim, an dem ich Ostern 1937 das Abitur machte.
Nach dem Arbeitsdienst begann ich 1938 im S.-Sem.
in Göttingen mit dem Medizinstudium. Die klinischen
Semester hörte ich nach dem Physikum im Dez. 1939
in Göttingen, Rostock und in Prag. Im erten Trimes-
ter 1941 und im Sommer 1941 war ich im Warthegau
eingesetzt, wo ich u.a. das Untersuchungsmaterial
für die Dissertation sammelte. Mein Med. Staats-
examen beendete ich im Juli 1943.

GPSR Compliance
The European Union's (EU) General Product Safety Regulation (GPSR) is a set of rules that requires consumer products to be safe and our obligations to ensure this.

If you have any concerns about our products, you can contact us on

ProductSafety@springernature.com

In case Publisher is established outside the EU, the EU authorized representative is:

Springer Nature Customer Service Center GmbH
Europaplatz 3
69115 Heidelberg, Germany

www.ingramcontent.com/pod-product-compliance
Ingram Content Group UK Ltd.
Pitfield, Milton Keynes, MK11 3LW, UK
UKHW022234230426